BEI GRIN MACHT SICH IHR WISSEN BEZAHLT

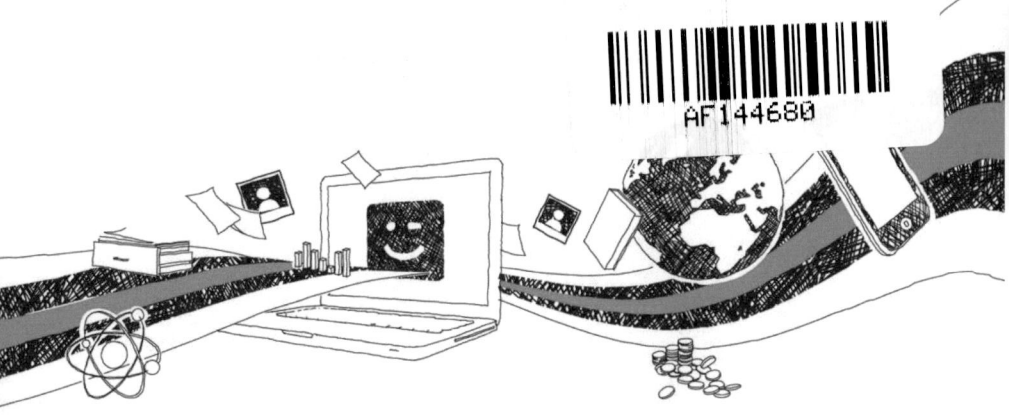

- Wir veröffentlichen Ihre Hausarbeit,
  Bachelor- und Masterarbeit

- Ihr eigenes eBook und Buch -
  weltweit in allen wichtigen Shops

- Verdienen Sie an jedem Verkauf

Jetzt bei www.GRIN.com hochladen und kostenlos publizieren

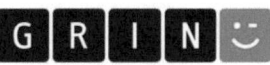

Novel Food. Von der Idee, über die Zulassung bis hin zur Einführung

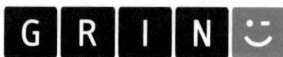

Bibliografische Information der Deutschen Nationalbibliothek:

Die Deutsche Nationalbibliothek verzeichnet diese Publikation in der Deutschen Nationalbibliografie; detaillierte bibliografische Daten sind im Internet über http://dnb.d-nb.de abrufbar.

ISBN: 9783346931177
Dieses Buch ist auch als E-Book erhältlich.

© GRIN Publishing GmbH
Trappentreustraße 1
80339 München

Druck und Bindung: Books on Demand GmbH, Norderstedt Germany
Gedruckt auf säurefreiem Papier aus verantwortungsvollen Quellen

Das vorliegende Werk wurde sorgfältig erarbeitet. Dennoch übernehmen Autoren und Verlag für die Richtigkeit von Angaben, Hinweisen, Links und Ratschlägen sowie eventuelle Druckfehler keine Haftung.

Das Buch bei GRIN: https://www.grin.com/document/1383177

IU Internationale Hochschule

Fernstudium

Bachelor of Science Ernährungswissenschaften

Hausarbeit

DLBEWWQME01 – Novel Food and Health Claims

Neuartige Lebensmittel – Novel Food:

Von der Idee, über die Zulassung bis hin zur Einführung

Vorgelegt am: 09.05.2023

Inhaltsverzeichnis

Abbildungsverzeichnis

Abkürzungsverzeichnis

1. Einleitung

In den letzten Jahrzehnten hat sich unsere Art zu essen und zu leben drastisch verändert. Dies ist auf die zunehmende Industrialisierung und Globalisierung der Lebensmittelindustrie zurückzuführen, die zu einer immer größeren Vielfalt von Lebensmitteln auf unseren Tellern führt. Im Zuge dessen hat sich der Begriff "Novel Food" etabliert. Dieser verweist auf Nahrungsmittel oder Zutaten, welche europaweit vor dem 15. Mai 1997 nicht in nennenswertem Umfang für den menschlichen Verzehr verwendet wurden (NFV, Art. 3).

Der Markt für Novel Food ist ein wachsender und dynamischer Bereich, der vielversprechende Chancen für Innovation und Wachstum bietet. Allerdings birgt die Einführung von Novel Food auch Herausforderungen, wie zum Beispiel die Akzeptanz durch Verbraucher und Einzelhändler, rechtliche Rahmenbedingungen und Handelsbeschränkungen.

Die Zielsetzung dieser Arbeit ist es, eine umfassende Einführung in das Thema Novel Food und die verschiedenen Aspekte dieser neuen Lebensmittelkategorie zu beleuchten.

Dazu wird zunächst auf den Begriff „Novel Food" näher eingegangen und deren Bedeutung für den Lebensmittelmarkt dargelegt. Folglich wird aufgezeigt, wie sich das Konzept von Novel Food im Laufe der Zeit entwickelt hat und welche Gründe es für die Einführung gab. Ein weiterer Schwerpunkt liegt auf dem Zulassungsverfahren. Hier wird ein Überblick über die Verordnung (EU) 2015/2283 gegeben, welche für die Zulassung von Novel Food innerhalb der europäischen Union zuständig ist. Es werden die Anforderungen an die Antragstellung und die Bewertung der Sicherheit und Verwendung durch die EFSA erläutert. Außerdem wird auf die Entscheidungsfindung der Europäischen Kommission anhand eines konkreten Beispiels der Zulassungsprozess für Novel Food eingegangen und verdeutlicht. Ein weiterer wichtiger Punkt ist die Darstellung der Herausforderungen bei der Einführung von Novel Food. Es werden auch mögliche Herausforderungen und Risiken für Verbraucher und Umwelt diskutiert, sowie über mögliche Schlupflöcher und Verbesserungspotenziale.

2. Geschichte und Hintergrund von Novel Food

2.1 Definition von Novel Food und deren Bedeutung für den Lebensmittelmarkt

Nach Artikel 3 der Novel Food Verordnung (NFV) bezeichnet man Novel Foods als Lebensmittel und Lebensmittelzutaten, die in der Europäischen Union vor dem 15. Mai 1997 nicht in signifikanten Mengen konsumiert wurden. Es handelt sich dabei um neue Lebensmittel oder Zutaten, die durch technologische Innovationen oder aus traditionellen

1

Quellen wie Tieren, Pflanzen, Pilzen oder Algen stammen und in der EU noch nicht als sicher und verbrauchsfertig eingestuft wurden. Novel Food kann in verschiedenen Formen wie ganze Lebensmittel, Lebensmittelzutaten oder Zusatzstoffe vorliegen. Beispiele dafür können sein: Insekten als Lebensmittel, neuartige pflanzliche Proteine wie Lupinen- oder Erbsenproteine, Algen als Nahrungsergänzungsmittel oder Lebensmittelzutat oder auch neuartige Süßungsmittel.

Lebensmittel oder Zutaten können außerdem als neuartig betrachtet werden, wenn sie unter Verwendung neuer Herstellungsmethoden produziert werden. Zum Beispiel Pilze, die mit UV-Strahlen behandelt wurden, um den Vitamin-D-Gehalt zu erhöhen (Verbraucherzentrale.de, 2022).

2.2 Entwicklung des Konzepts von Novel Food

Das Konzept von Novel Food wurde erstmals in den 1990er Jahren in der EU eingeführt. Es entstand aus der Notwendigkeit, den Verbraucherschutz im Zusammenhang mit neuen Lebensmitteln und Lebensmittelzutaten zu verbessern, die zuvor nicht in der EU auf dem Markt waren. 1997 verabschiedete die EU-Kommission die Verordnung (EG) Nr. 258/97 über neuartige Lebensmittel und Lebensmittelzutaten. Diese Verordnung definierte Novel Foods und legte ein Zulassungsverfahren für diese Art von Lebensmitteln fest. Im Jahr 2015 wurde die Verordnung (EU) 2015/2283 über neuartige Lebensmittel verabschiedet, die die Verordnung (EG) Nr. 258/97 ersetzte. Diese neue Verordnung enthält aktualisierte Definitionen und Kriterien für Novel Food sowie ein vereinfachtes Zulassungsverfahren, das darauf abzielt, Innovationen zu fördern, während gleichzeitig die Sicherheit für den Verbraucher gewährleistet werden soll (Fritzsche, 2022, S.52).

In den letzten Jahren hat das Konzept von Novel Food aufgrund des technologischen Fortschritts und der wachsenden Nachfrage nach nachhaltigeren und gesünderen Lebensmitteln an Bedeutung gewonnen. Es wird erwartet, dass in Zukunft immer mehr neue Lebensmittel und Lebensmittelzutaten auf den Markt kommen werden, die auf den ersten Blick ungewöhnlich erscheinen mögen, aber potenziell gesünder und nachhaltiger sind als herkömmliche Lebensmittel (EFSA, 2023).

2.3 Gründe für die Einführung von Novel Food

Für die Einführung von Novel Foods gibt es mehrere Gründe: Zum einen ist es so möglich, durch neue Technologien wie z.B. UV-Strahlung, Lebensmittel und Lebensmittelzutaten zu produzieren, die zuvor nicht existierten (verbraucherschutz.de, 2022). Außerdem erhöht so auch die Einführung von Novel Food das Angebot an verschiedenen Lebensmitteln und Lebensmittelzutaten und trägt somit zu einer größeren Vielfalt im Lebensmittelmarkt bei (Food Safety, 2023). Zum anderen spielen auch gesundheitliche Aspekte eine Rolle.

Ernährungsgewohnheiten der Bevölkerung könnten sich verbessern, da neue Lebensmittel und Lebensmittelzutaten möglicherweise gesünder als herkömmliche Lebensmittel sein können (Schuhmann, 2010, S.579). Zudem können Novel Foods dazu beitragen, die Nachhaltigkeit im Lebensmittelsektor zu verbessern, indem beispielsweise alternative Proteinquellen wie Insekten oder Algen genutzt werden (Schneider, 2021). Die Einführung von Novel Food kann zusätzlich noch zu neuen Geschäftsmöglichkeiten für Unternehmen führen, die innovative Lebensmittel fördern (Schneider, 2021).

3. Zulassungsverfahren für Novel Food

3.1 Überblick über die Verordnung (EU) 2015/2283

Die Verordnung (EU) 2015/2283 ist ein wichtiger Schritt zur Harmonisierung der Zulassungsverfahren für Novel Food in der EU und zur Gewährleistung eines hohen Schutzniveaus für den Verbraucher.

Die Novel Food Verordnung und ihre Durchführungsverordnung (EU) 2017/2470 beinhalten eine Definition für Novel Food, welche Lebensmittel und -zutaten beschreibt, die vor dem 15. Mai 1997 in der EU nicht in nennenswertem Umfang für den menschlichen Verzehr verwendet wurden (s. Artikel 1). Zusatzstoffe, Aromen und Enzyme werden durch eigene Verordnungen geregelt und zugelassen, während gentechnisch veränderte Lebensmittel eigene Vorschriften und Kennzeichnungsregelungen unterliegen (s. Artikel 2). Neue Lebensmittel und Lebensmittelzutaten, die als Novel Food eingestuft werden, müssen vor ihrer Vermarktung in der EU zugelassen werden. Das Zulassungsverfahren ist vereinfacht worden, um Innovationen zu fördern und gleichzeitig die Sicherheit für den Verbraucher zu gewährleisten. Der Antragsteller muss eine Risikobewertung durchführen und alle relevanten Informationen über das Novel Food bereitstellen, einschließlich seiner Zusammensetzung, seiner beabsichtigten Verwendung und seines voraussichtlichen Konsums (s. Kapitel 3). Eine Liste der zugelassenen Novel Food wird von der Europäischen Kommission geführt und regelmäßig aktualisiert (s. Kapitel 2). Lebensmittel und Lebensmittelzutaten, die auf dieser Liste stehen, können frei in der EU vermarktet werden. Unter einer Übergangsregelung können Lebensmittel und Lebensmittelzutaten, die vor dem Inkrafttreten der Verordnung in nennenswertem Umfang in der EU verwendet wurden, aber nicht auf der Liste der zugelassenen Novel Food stehen, für eine begrenzte Zeit verkauft werden (s. Artikel 35).

3.2 Anforderungen an die Antragstellung

Für eine Zulassung eines Novel Foods müssen gemäß Art. 10 Abs. 2 NFV bestimmte Anforderungen erfüllt werden. Die Anträge müssen ausführliche Informationen über das

Novel Food, einschließlich seiner Zusammensetzung, Produktionsmethode, Verwendungszweck, mögliche Risiken und Verarbeitungsmethoden, enthalten. Darüber hinaus müssen die Anträge auch Daten zur Sicherheit, Nährwertinformationen und gegebenenfalls zur Bioverfügbarkeit des Novel Foods bereitstellen. Des Weiteren müssen die Anträge auch eine angemessene Verwendung des Novel Foods und eine Bewertung möglicher Auswirkungen auf die Umwelt berücksichtigen.

Letzlich muss der Antragsteller alle relevanten nationalen Vorschriften und Standards erfüllen und alle erforderlichen Genehmigungen und Zulassungen erhalten haben, um einen Antrag auf die Novel-Food-Zulassung einreichen zu können.

3.3 Bewertung der Sicherheit von Novel Food durch die Europäische Behörde für Lebensmittelsicherheit

Seit im Januar 2018 die neue EU-Verordnung über neuartige Lebensmittel in Kraft trat, wurde das Verfahren der wissenschaftlichen Risikobewertung eines Antrags auf ein neuartiges Lebensmittel zentralisiert. Die Sicherheitsbewertung gemäß Art. 11 Abs. 2 NFV der Europäische Behörde für Lebensmittelsicherheit (EFSA) erfolgt auf der Grundlage von Unterlagen, die von den Antragstellern eingereicht werden. Die Unterlagen müssen Daten über die Zusammensetzung, den Nährwert, die toxikologischen und Allergenen Eigenschaften des neuartigen Lebensmittels, sowie Informationen über die jeweiligen Produktionsverfahren, die vorgeschlagenen Verwendungen und Verwendungsmengen enthalten (Efsa, 2023). Die EFSA führt anschließend, wenn durch die Europäischen Kommission gewünscht, eine Risikobewertungen des neuartigen Lebensmittels durch (Art. 10 Abs. 3 NFV).

3.4 Entscheidungsfindung der Europäischen Kommission

Die Europäische Kommission hat im Zulassungsprozess für Novel Foods in der EU eine entscheidende Rolle. Nachdem die EFSA den Antrag auf Zulassung eines neuartigen Lebensmittels bewertet hat und eine positive Stellungnahme abgegeben hat, muss die EU-Kommission entscheiden, ob das neuartige Lebensmittel zugelassen wird oder nicht.

Diese Entscheidung beruht auf der Beurteilung des gesamten Antrags, einschließlich der Sicherheit des neuartigen Lebensmittels, der Angemessenheit der vorgeschlagenen Verwendungszwecke und gegebenenfalls der Notwendigkeit von Auflagen oder Einschränkungen für die Verwendung des neuartigen Lebensmittels. Die EU-Kommission kann auch Maßnahmen ergreifen, um die Sicherheit von Lebensmitteln zu gewährleisten, einschließlich der Durchführung von Überprüfungen und Untersuchungen, der Festlegung von Höchstgehalten für bestimmte Stoffe und der Verhängung von Beschränkungen oder Verboten für bestimmte Leben2ssmittel (BfR, 2023).

Zusammengefasst erlaubt Die EU-Kommission die Zulassung eines neuen Lebensmittels und dessen Aufnahme in die Unionsliste, wenn es folgende Bedingungen erfüllt: Das Lebensmittel stellt kein Risiko für die Gesundheit dar, basierend auf verfügbaren wissenschaftlichen Erkenntnissen. Die Verwendung des Lebensmittels darf nicht zu einer Irreführung der Verbraucher führen, insbesondere wenn es als Ersatz für ein anderes Lebensmittel dient und eine bedeutende Änderung des Nährwerts aufweist. Wenn das Lebensmittel als Ersatz für ein anderes Lebensmittel gedacht ist, darf es sich nicht so sehr von dem anderen Lebensmittel unterscheiden, dass es für den Verbraucher in Bezug auf die Ernährung nachteilig wäre (BfR, 2023).

3.5 Beispiel für einen Zulassungsprozess eines Novel Food

Die Zulassungskette umfasst im Wesentlichen drei Schritte:

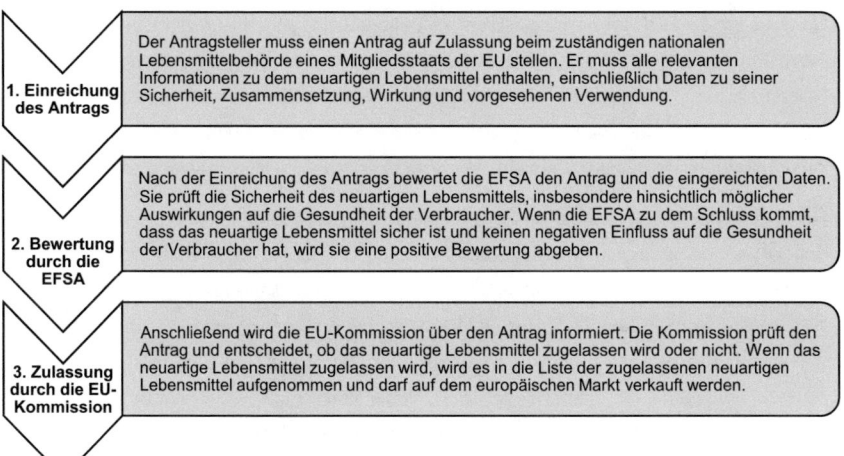

Abbildung 1: Zulassungskette Quelle: Eigene Darstellung in Anlehnung an NFV, 2015.

Ein Beispiel für einen Zulassungsprozess für ein neuartiges Lebensmittel ist die Zulassung von Insekten in der EU. In vielen Teilen der Welt sind sie bereits ein traditionelles Lebensmittel, in der EU jedoch wurden sie erst kürzlich als neuartige Lebensmittel eingestuft. Sollte ein Unternehmen das Interesse haben, diese auf dem europäischen Markt zu verkaufen, so muss es einen Antrag auf Zulassung bei der zuständigen Behörde stellen. Wie man aus dem Schaubild entnehmen kann, benötigt man dazu zentrale Daten zu unterschiedlichen Aspekten des Produkts (S. Abb. 1). Die EFSA würde dann die Daten bewerten und eine Stellungnahme zur Sicherheit von Insekten als Lebensmittel abgeben. Wenn die EU-Kommission anschließend beschließt, diese zuzulassen, können sie auf dem europäischen Markt verkauft werden (bundesregierung.de, 2023).

4. Verfahrenslücken und Optimierungspotenziale im Zulassungsverfahren

Möglicherweise gibt es verschiedene Schlupflöcher, die Antragsteller nutzen könnten, um den Zulassungsprozess für Novel Foods zu umgehen oder zu verkürzen. Zum Beispiel besteht die Gefahr, dass Antragsteller versuchen, Informationen zu verschweigen oder unvollständige Angaben zu machen, damit sie den Zulassungsprozess beschleunigen oder vereinfachen. Es gibt aber auch Fälle, in denen versucht wird das Zulassungsverfahren zu umgehen oder zu kürzen indem bestimmte Verfahrenslücken ausgenutzt werden. Mögliche Lücken könnten beispielsweise mangelnde Klarheit bei den Anforderungen sein oder unzureichende Überprüfung von Daten, da die Anträge für neuartige Lebensmittel zahlreiche komplexe Mischungen oder ganze Lebensmittel umfassen. Handelt es sich um komplexe Produkte oder Langzeitwirkungen besteht zudem die Möglichkeit, dass potenzielle Risiken nicht vollständig erkannt werden. Erfahrungen haben gezeigt, dass es kein einheitliches Konzept für die Risikobewertung neuartiger Lebensmittel gibt. Wenn die Überwachung der Novel Foods nach der Zulassung zusätzlich unzureichend ist, kann außerdem die langfristige Sicherheit und Wirksamkeit beeinträchtigt werden. Möglich wären auch, dass es Regelungslücken für bestimmte Kategorien von Novel Foods gibt, da spezielle Anforderungen oder Überwachungsmechanismen erforderlich sind (Ververis, 2020, S.9).

Noch ein Punkt ist hier, dass es in der Verordnung viele Begriffe gibt, die nicht eindeutig definiert sind. Die Vorschrift besagt, dass alle neuen Lebensmittel gekennzeichnet werden müssen, wenn "auf der Grundlage einer angemessenen Analyse nachgewiesen werden kann, dass die geprüften Merkmale Unterschiede gegenüber konventionellen Lebensmitteln aufweisen" (Klaus, 1997). Jedoch ist unklar, wie ein Gericht im Streitfall "angemessene Analyse" und "Merkmal" interpretieren wird. Daher könnte die Sensitivität der verwendeten Nachweisverfahren entscheidend für die Frage der Kennzeichnung sein (Klaus, 1997).

Um diese Schlupflöcher vorzubeugen, sollten Prozessoptimierungen vorgenommen werden, um den Zulassungsprozess für Novel Foods zu verbessern. Einige Vorschläge hierfür wären zum Beispiel die Stärkung der Kontrollmechanismen, um sicherzustellen, dass alle Angaben im Antrag vollständig und korrekt sind, sowie die Identifikation und Beseitigung von Verfahrenslücken, um zu verhindern, dass Antragsteller versuchen, den Zulassungsprozess zu umgehen. Eine höhere Transparenz im Zulassungsprozess könnte ebenfalls dazu beitragen, die Antragsteller zu disziplinieren und sicherzustellen, dass sie sich an alle Anforderungen halten. Darüber hinaus könnte eine verbesserte Zusammenarbeit zwischen den Entscheidungsträgern und den Antragstellern den Prozess optimieren und gleichzeitig die Sicherheit und Qualität der Novel Foods gewährleisten.

5. Herausforderungen bei der Einführung von Novel Foods

Folgende Herausforderungen können die Einführung von Novel Foods erschweren. Es ist wichtig, dass Unternehmen und Regulierungsbehörden diese im Auge behalten und Maßnahmen ergreifen, um sie zu überwinden. Eine enge Zusammenarbeit zwischen allen Beteiligten, einschließlich der Hersteller, Regulierungsbehörden und Verbraucher, trägt dazu bei, dass die Einführung von Novel Foods erfolgreich verläuft.

5.1 Akzeptanz durch Verbraucher und Einzelhändler

Neue Lebensmittel können eine Herausforderung sein, wenn sie nicht den kulturellen Erwartungen oder Essgewohnheiten der Verbraucher entsprechen. Ein Beispiel dafür sind Insekten als Nahrungsmittel, die in einigen Teilen der Welt als Delikatesse angesehen werden, aber in anderen Regionen noch nicht weit verbreitet sind.

Ein wichtiger Faktor, der die Akzeptanz von Novel Foods beeinflusst, ist der Grad der Neuheit oder Andersartigkeit des Nahrungsmittels. Ein Nahrungsmittel, das in der Art und Weise, wie es hergestellt oder konsumiert wird, stark von dem abweicht, was die Menschen gewohnt sind, wird wahrscheinlich weniger akzeptiert als ein Nahrungsmittel, das sich in der Zubereitung oder dem Geschmack nur geringfügig unterscheidet. Die Natürlichkeit von Lebensmitteln hat für die Verbraucher einen hohen Stellenwert und werden automatisch als gesünder und schmackhafter sowie als besser für die Umwelt empfunden. Das Fehlen von menschlicher Verarbeitung ist ein Hauptmerkmal der wahrgenommenen Natürlichkeit (Siegrist, 2020, S. 344-348).

Ein weiterer Punkt ist der Kontext, in dem das Nahrungsmittel konsumiert wird. Zum Beispiel werden Nahrungsmittel, die mit Gesundheit und Wohlbefinden in Verbindung gebracht werden, eher akzeptiert als Nahrungsmittel, die als ungesund gelten. Die Art der Werbung und das Marketing können auch die Akzeptanz beeinflussen. Schließlich spielen zudem persönliche Einstellungen und Vorlieben eine Rolle bei der kulturellen Akzeptanz von Novel Foods. Einige Menschen sind eher bereit, neue Nahrungsmittel auszuprobieren, während andere skeptischer sind. Punkte wie Geschmack, Geruch, Textur und Aussehen können ebenfalls wichtig bei der Entscheidung spielen, ein neues Nahrungsmittel zu akzeptieren oder abzulehnen (Siegrist, 2020, S.343).

5.2 Rechtliche Rahmenbedingungen und Handelsbeschränkungen

Die Zulassung von Novel Foods in der EU ist ein komplexer Prozess, der mehrere Schritte und Anforderungen umfasst. Außerdem ist die Einführung oft mit Handelsbeschränkungen verbunden. Dies liegt daran, dass jedes Land unterschiedliche Vorschriften und Regelungen für die Einfuhr von Lebensmitteln hat. Die Europäische Union hat zwar einen einheitlichen

Rahmen für die Zulassung von Novel Food geschaffen, jedoch müssen die Produkte zusätzlich noch in jedem einzelnen Mitgliedsstaat zugelassen werden. Einige Länder haben auch eigene Gesetze und Vorschriften für Novel Food erlassen, die über die europäischen Regelungen hinausgehen. Beispielsweise hat die Schweiz eigene Regelungen für Novel Food, die sich teilweise von den europäischen unterscheiden (BVL, 2017, S. 9).

Ein weiteres Problem bei der Einführung von Novel Food kann die Kennzeichnung sein. Für Verbraucher ist es wichtig zu wissen, was sie kaufen und welche Inhaltsstoffe das Produkt enthält. Bei Novel Food ist die Kennzeichnung oft komplex, da es sich um neue oder ungewöhnliche Inhaltsstoffe handelt. Insofern ist es von Relevanz, dass die Hersteller die Produkte deutlich kennzeichnen, damit alle Informationen und deren Wirkung zur Verfügung stehen (Kostenzer, 2021, S.65).

Bei der Einführung von neuen Lebensmitteln besteht zudem auch oft ein höheres Risiko von Sicherheitsbedenken. Insbesondere wenn es sich um gentechnisch veränderte Organismen oder neuartige Inhaltsstoffe handelt. Es ist wichtig, dass die Sicherheit von Novel Foods durch umfassende wissenschaftliche Bewertungen und Überwachung sichergestellt wird (Kostenzer, 2021, S.59).

5.3 Risiken für Verbraucher und Umwelt

Die Einführung kann gesundheitliche Risiken mit sich bringen, wenn nicht ausreichend erforscht wurde, wie sich neue Lebensmittelzutaten auf den menschlichen Körper auswirken. Es besteht die Möglichkeit, dass bestimmte Novel Foods allergische Reaktionen, Toxizität oder andere unerwünschte gesundheitliche Auswirkungen haben können. So auch berichten Forschungsergebnisse der Technischen Universität München: „dass neben gewollten gentechnischen Veränderungen immer auch unerwartete Effekte auftreten können. Diese könnten, da sie unerwartet sind, bei den Sicherheitsbewertungen, die der Zulassung eines neuartigen Lebensmittels vorausgehen, unerkannt bleiben und ein Verbraucherrisiko darstellen." (BfR, 1997).

Ein weiteres Risiko für den Verbraucher ist, dass sie möglicherweise nicht genügend Informationen über Novel Foods haben, um fundierte Entscheidungen über ihren Verzehr zu treffen. Einige Verbraucher könnten sich unwohl fühlen, neue Lebensmittelzutaten zu probieren, wenn sie nicht genügend Informationen darüber haben, wie sie hergestellt wurden und welche Auswirkungen sie auf ihre Gesundheit haben können (Siegrist, 2020, S. 357).

Nicht außer Acht lassen darf man dabei offene Fragen zur Ethik und Nachhaltigkeit. Einige Verbraucher könnten Bedenken haben, dass die Herstellung von Novel Foods Tierrechte verletzt oder zur Ausbeutung von Arbeitskräften in Entwicklungsländern beiträgt.

Es ist wichtig, diese Herausforderungen und Risiken bei der Einführung von Novel Foods zu berücksichtigen und sicherzustellen, dass sie ausreichend erforscht und getestet werden, bevor sie auf den Markt gebracht werden. Die Verbraucher sollten zudem ausreichend informiert werden, um fundierte Entscheidungen über den Verzehr von Novel Foods treffen zu können.

6. Fazit

Zusammenfassend lässt sich sagen, dass Novel Food ein vielversprechender Ansatz ist, um Innovationen in der Lebensmittelindustrie zu fördern und den Verbrauchern neue und interessante Produkte anzubieten. Das Zulassungsverfahren für Novel Food ist jedoch komplex und anspruchsvoll, da es eine umfassende Bewertung der Sicherheit und Verwendung des betreffenden Lebensmittels erfordert. Infolgedessen gibt es einige Herausforderungen und Risiken im Zusammenhang mit der Einführung von Novel Food.

Eine positive Bewertung des Zulassungsverfahrens von Novel Food zeigt, dass die Europäische Union ein hohes Maß an Vorsicht walten lässt und sicherstellt, dass neue Lebensmittelzutaten ausreichend auf ihre Sicherheit geprüft werden, bevor sie auf den Markt kommen. Dies gibt Verbrauchern das Vertrauen, dass die von ihnen konsumierten Lebensmittel sicher und gesund sind.

Auf der anderen Seite kann die Einführung von Novel Food aufgrund von Handelsbeschränkungen wie Importzöllen und Quoten, rechtlichen Rahmenbedingungen wie Kennzeichnungsvorschriften und Vermarktungsstrategien sowie der Akzeptanz durch Verbraucher und Einzelhändler schwierig sein. Dies kann dazu führen, dass die Einführung von Novel Food in bestimmten Ländern oder Regionen verzögert wird oder dass sie ganz abgelehnt werden.

Insgesamt bietet die Einführung von Novel Food Potenziale und Chancen für die Lebensmittelindustrie, einschließlich innovativer Produkte und Marktsegmente. Es ist jedoch wichtig, diese Potenziale mit den Bedürfnissen von Verbrauchern und der Umwelt in Einklang zu bringen.

Literaturverzeichnis

Alter, Thomas (2016). *Handbuch Lebensmittelhygiene. Praxisleitfaden mit wissenschaftlichen Grundlagen.* Behr's Verlag.

BfR-Bund (2023). *Neuartige Lebensmittel (Novel Food) - BfR.* https://www.bfr.bund.de/de/neuartige_lebensmittel__novel_food_-215.html,

BfR (1997). *Novel Foods müssen ebenso sicher sein wie konventionelle Lebensmittel - BfR.* https://www.bfr.bund.de/de/presseinformation/1997/28/novel_foods_muessen_ebenso_siche r_sein_wie_konventionelle_lebensmittel-831.html

BLV (2017). *Lebensmittelrecht 2017- Das Wichtigste.* https://www.blv.admin.ch/blv/de/home/lebensmittel-und-ernaehrung/rechts-und-vollzugsgrundlagen/lebensmittelrecht-2017.html.html

Bundesregierung.de (2023). *Insekten als Lebensmittel: Nur mit klarer Kennzeichnung.* https://www.bundesregierung.de/breg-de/aktuelles/insekten-in-nahrungsmitteln-2162992,

BVL (2023). *Informationen des BVL zu neuartigen Lebensmitteln.* https://www.bvl.bund.de/DE/Arbeitsbereiche/01_Lebensmittel/04_AntragstellerUnternehmen/ 05_NovelFood/lm_novelFood_node.html#doc11035096bodyText4

Die Akademie Fresenius GmbH (2010). *Novel Food: Neue Möglichkeiten für neue Lebensmittel.* https://www.chemie.de/news/111603/novel-food-neue-moeglichkeiten-fuer-neue-lebensmittel.html

Efsa (2023). *Neuartige Lebensmittel.* Europäische Behörde für Lebensmittelsicherheit. https://www.efsa.europa.eu/de/topics/topic/novel-food

Food Safety (2023). *Novel Food.* https://food.ec.europa.eu/safety/novel-food_en, zuletzt aktualisiert am 06.03.2023, zuletzt geprüft am 06.03.2023.

Fritzsche, Klaus-Christian (2020). *Innovative Lebensmittel im europäischen Verwaltungsverfahrensrecht: Die Zulassung von Novel Food als Risikoentscheidung* (1. Aufl.). Forum Umwelt-, Agrar- und Klimaschutzrecht: v.16. Nomos Verlagsgesellschaft. https://www-nomos-elibrary-de.pxz.iubh.de:8443/10.5771/9783748906940.pdf?download_full_pdf=1&page=1

Koch, Klaus (1997). *Europäische Novel-Food-Verordnung: Schlupfloch für Gentechnik-Nahrung.* Deutscher Ärzteverlag GmbH, Redaktion Deutsches Ärzteblatt.

https://www.aerzteblatt.de/archiv/6349/Europaeische-Novel-Food-Verordnung-Schlupfloch-fuer-Gentechnik-Nahrung, zuletzt aktualisiert am 13.03.2023, zuletzt geprüft am 13.03.2023.

Kostenzer, Eva (2021). *Die Novel-Food-VO: Regulierungstechnik und Rechtsprobleme.* https://www.researchgate.net/publication/354783607_Die_Novel-Food-VO_Regulierungstechnik_und_Rechtsprobleme?channel=doi&linkId=614c84fa519a1a381f79 e46f&showFulltext=true.

Scaffardi, Lucia & Formici, Giulia (2022*): Novel Foods and Edible Insects in the European Union.* Springer Nature Switzerland AG. https://link-springer-com.pxz.iubh.de:8443/book/10.1007/978-3-031-13494-4, zuletzt aktualisiert am 13.03.2023, zuletzt geprüft am 13.03.2023.

Schumann, R. & Pöting, A. (2010). *Sicherheitsaspekte neuartiger Lebensmittel.* Bundesgesundheitsbl. 53 (6), S. 577–582. DOI: 10.1007/s00103-010-1064-5.

Siegrist, Michael & Hartmann, Christina (2020): *Consumer acceptance of novel food technologies.* Nat Food 1 (6), S. 343–350. DOI: 10.1038/s43016-020-0094-x.

Schneider, Tobias (2021). *Novel-Food-Zulassungsverfahren zahlt sich aus: Herausforderungen und Chance.* Lebensmittel Zeitung. https://eds-p-ebscohost-com.pxz.iubh.de:8443/eds/detail/detail?vid=10&sid=0dd9e40b-e86c-4253-a5eb-f19f05a858e2%40redis&bdata=Jmxhbmc9ZGUmc2l0ZT1lZHMtbGl2ZSZzY29wZT1zaXRl#A N=151645292&db=bsu

Verbraucherzentrale.de (2022). *Novel Food: Antworten auf häufige Fragen zu den neuartigen Lebensmitteln.* https://www.verbraucherzentrale.de/wissen/lebensmittel/gesund-ernaehren/novel-food-antworten-auf-haeufige-fragen-zu-den-neuartigen-lebensmitteln-52016, zuletzt aktualisiert am 06.03.2023, zuletzt geprüft am 06.03.2023.

Ververis, Ermolaos; Ackerl, Reinhard; et al. (2020). *Novel foods in the European Union: Scientific requirements and challenges of the risk assessment process by the European Food Safety Authority.* Elsevier Ltd. https://doi.org/10.1016/j.foodres.2020.109515

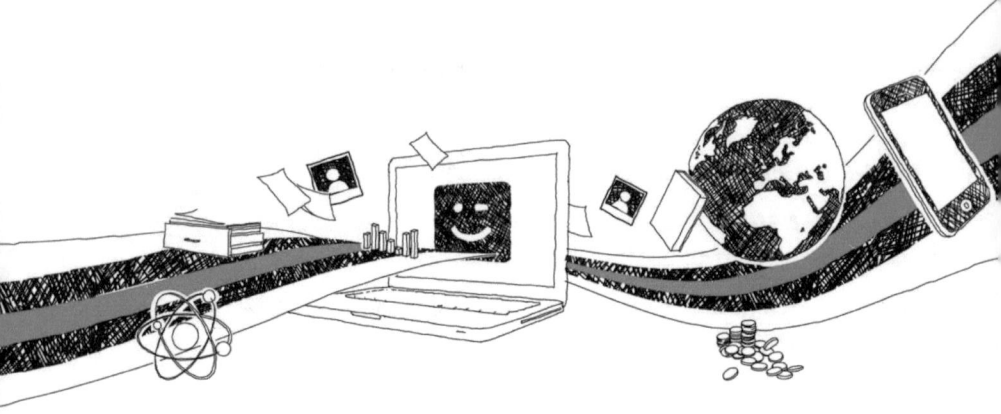
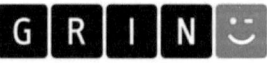